AF494288

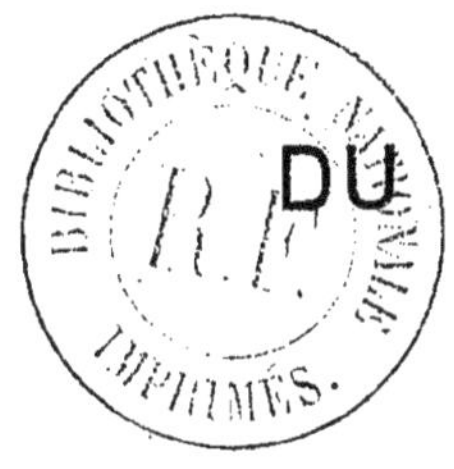

DU TRAITEMENT

DES

FRACTURES SIMPLES

DU CORPS DU FÉMUR

PAR

Lucien BOUGEY

DOCTEUR EN MÉDECINE

PARIS
A. DERENNE, RUE ST-SÉVERIN, 25.
1874

A LA MÉMOIRE DE MON PÈRE.

A MA MÈRE.

A LA MÉMOIRE DE MON AMI REGRETTÉ

LOUIS POTEY

Aide-major au 1er bataillon des volontaires de la Côte-d'Or,
Mort au combat d'Essertennes (défense de Dijon).

A MES PARENTS.

A MES AMIS.

A MON MAITRE ET PRÉSIDENT DE THÈSE

M. LE PROFESSEUR LE FORT

Chevalier de la Légion d'honneur.

DU TRAITEMENT

DES

FRACTURES SIMPLES

DU CORPS DU FÉMUR

De toutes les fractures simples des membres, celles du fémur sont, toutes choses égales d'ailleurs, certainement les plus graves. Au point de vue théorique, on conçoit qu'il n'en puisse être autrement si l'on considère l'importance de l'os qui en est le siége, et les puissantes masses musculaires qui l'entourent et tendent sans cesse à produire un déplacement des fragments. La pratique est d'ailleurs venue démontrer qu'il en est bien ainsi et que la guérison sans aucune difformité du membre est une exception.

Ces considérations ont de tous temps préoccupé les chirurgiens ; et la multiplicité des moyens qu'ils se sont ingéniés à trouver pour obtenir un résultat aussi peu défavorable que possible, montre assez la difficulté du problème à résoudre.

Nous nous proposons seulement dans ce travail d'essayer l'examen critique de ces moyens, en les résumant.

Le traitement des fractures de cuisse peut présenter des indications différentes selon le siége de la solution de continuité de l'os. Les moyens thérapeutiques varient en effet selon qu'on a affaire à une fracture du col ou des condyles du fémur ou bien à une fracture de la diaphyse. Nous nous occuperons seulement des fractures de cette dernière qui se rencontrent le plus ordinairement dans la pratique, et sont d'après Malgaigne deux fois plus fréquentes, à elles seules, du moins chez l'adulte, que celles des extrémités supérieures et inférieures réunies.

Après avoir passé en revue les principaux procédés employés dans le traitement de ces fractures chez l'adulte, nous verrons les particularités qu'elles présentent chez les enfants en bas âge et les nouveau-nés ; enfin nous terminerons en disant quelques mots des principales indications à remplir dans leur traitement chez les vieillards.

I.

La première idée qui vient à l'esprit du chirurgien mis en présence d'une fracture du fémur est d'en essayer la réduction, c'est-à-dire de rétablir autant que possible les fragments dans leur continuité. Pour cela, deux aides sont nécessaires. Le premier fait l'extension de la manière suivante : embrassant d'une main la partie inférieure et postérieure du talon, il saisit de l'autre la partie antérieure, en appliquant la face palmaire des quatre derniers doigts sur la face dorsale du pied et le pouce sur la face plantaire. Il fait ensuite les tractions nécessaires pour rendre au membre sa longueur et sa direction normales.

La contrextension qui doit être simultanément pratiquée, est faite par le second aide qui maintient solidement le bassin en appuyant avec force les deux mains sur les épines iliaques antéro-supérieures.

Le chirurgien placé à la partie externe du membre fracturé fait la coaptation en exerçant des pressions méthodiques sur les fragments qui font saillie.

Il est malheureusement bien difficile de réduire une fracture du fémur d'une manière aussi simple. On peut à la vérité remédier assez facilement aux déplacements suivant la circonférence et suivant la direction, mais nous verrons plus tard qu'on est presque toujours impuissant contre le chevauchement ou déplacement suivant la longueur. Si cependant la réduction avait pu être ainsi faite d'une façon satisfaisante, il resterait à la maintenir.

Nous allons passer en revue les principaux appareils contentifs simples qui ont été proposés dans ce but.

Un des plus anciens en date et qui n'est pas un des moins bons est l'appareil de Scultet. Comme il se trouve décrit partout il suffira d'indiquer ici les modifications qu'il doit subir dans le cas spécial des fractures de cuisse.

Les bandelettes doivent être en nombre assez considérable pour envelopper la totalité du membre. Le drap fanon doit avoir une longueur telle qu'il s'étende de la crête iliaque jusqu'à environ dix centimètres au-delà du pied. L'attelle interne aura son extrémité supérieure garnie d'ouate pour ne pas exercer de pression douloureuse sur le pli génito-crural ; elle sera en outre protégée contre les déjections du malade par une feuille de toile cirée ou de taffetas gommé. L'attelle externe aura la longueur du drap fanon et l'antérieure sera double pour ne pas comprimer la rotule. Toutes sont séparées des bandelettes par de longs coussins de balles d'avoine soigneusement disposés sur les parties sous-jacentes. Enfin, pour prévenir toute déviation de la pointe du pied, on disposera la partie moyenne d'une compresse longuette sur la face plantaire, les deux chefs en seront croisés sur le coude-pied et fixés au drap fanon par de fortes épingles.

Si les fragments faisaient une saillie anguleuse, on pourrait y remédier selon le conseil de Dupuytren en plaçant à ce niveau une petite attelle dite immédiate.

Il est bon aussi pour donner plus de fixité à l'appareil d'unir un bandage de corps au drap fanon.

Il y a des chirurgiens qui appliquent souvent cet appareil dans le traitement des fractures qui nous occupent. Il peut, en effet, rendre des services dans certains cas où le déplacement n'est pas très-considérable. Il permet l'examen facile du membre : or, dans les vingt premiers jours qui suivent l'accident, il peut être bon de l'examiner tous les 3 ou 4 jours pour constater son état, faire de nouvelles tentatives de réduction, si les premières sont jugées insuffisantes, ou exercer des tractions sur la jambe, pour s'opposer à un chevauchement plus considérable; plus tard, il suffit de le lever tous les 8 ou 10 jours pour renouveler les pièces salies (Gosselin). Souvent il n'est mis que provisoirement et on lui substitue plus tard un des appareils plus efficaces que nous verrons plus loin. Il présente l'inconvénient de se salir facilement, en raison de la difficulté avec laquelle le malade peut accomplir certaines fonctions; mais en revanche il peut être facilement renouvelé en totalité ou en partie, et si on peut l'appliquer sur un lit mécanique, comme on le fait souvent dans les hôpitaux, cet inconvénient n'existe plus pour ainsi dire.

On lui a reproché de se déranger facilement et surtout d'être d'une trop grande complexité et d'une application trop longue. Le coussin bivalve imaginé par Laurencet (de Feurs) semble répondre à ces derniers reproches.

Cet appareil, d'une grande simplicité, se compose essentiellement d'un coussin que l'on construit de la manière suivante: sur une largeur d'environ un mètre, on taille une toile de cretonne d'une longueur telle qu'elle aille de la crête iliaque à 10 centimètres au-delà du pied. On plie l'étoffe en deux, et on obtient ainsi un long parallélogramme large de 0^{m},50 centimètres. On prend ensuite la longueur du membre en dedans et on coupe obliquement l'étoffe, de la partie interne correspondant à la racine du membre jusqu'à l'angle supéro-externe. On coupe de même l'étoffe à la partie interne en allant obliquement de haut en bas et de dedans en dehors, de façon à ne plus avoir en bas que 40 centimètres de largeur au lieu de 50.

Puis, on fait une couture à points glissés sur le milieu en remontant jusqu'au tiers de la hauteur ; à partir de là, la couture devient double jusqu'en haut, de manière à former un triangle dont la base restée libre aura 17 à 18 centimètres. On ferme alors par des coutures les côtés interne et inférieur et après avoir soigneusement rempli le tout de balles d'avoine on ferme le côté supérieur.

Pour l'appliquer, il suffit de le glisser sous le membre blessé, et, après avoir fait la réduction, on le replie de chaque côté de façon à l'adapter aussi exactement que possible, sur le membre qu'il embrasse alors dans ses trois quarts postérieurs ; on met de chaque côté une attelle comme dans l'appareil de Scultet et on noue le tout avec des lacs en quantité suffisante. On peut encore coudre à la partie supérieure du coussin une large ceinture qui fixe l'appareil autour du bassin (1).

Cet appareil qui est de la plus grande simplicité et que l'on peut construire partout, nous paraît pouvoir rendre de grands services aux praticiens des campagnes. D'après M. Valette, qui le vante beaucoup, il n'est pas susceptible de se déranger ; on peut observer le membre par la partie antérieure restée libre, sans avoir besoin de rien déplacer, et son application est des plus simples et des plus rapides.

Toutefois il doit comme l'appareil de Scultet être sujet à se salir, ce qu'on fera en sorte d'éviter en le protégeant avec une feuille de taffetas gommé.

Il serait avantageux de substituer à ces appareils conten-

1. A. Valette, art. *Fractures*, in. Dict. de Jaccoud.

tifs la gouttière de Bonnet, si son prix élevé ne la rendait peu applicable en dehors de la pratique hospitalière. Cette gouttière qui peut être assez exactement comparée, quant à sa forme, à un pantalon allongé dont on aurait enlevé le tiers antérieur, présente au niveau de l'anus une ouverture ovalaire qui permet à la défécation de se faire facilement. Sur les côtés, au niveau des genoux et à la partie supérieure de l'appareil, sont des boucles d'où partent des cordes qui vont se rendre à un système de moufflés fixées au-dessus du malade. Celui-ci peut de la sorte soulever lui-même l'appareil dans lequel il se trouve placé, ce qui permet de glisser très-facilement un vase pour recevoir les déjections et de faire au lit toutes les modifications que l'on juge convenables.

Cette gouttière suffit à elle seule, dans certains cas, à maintenir la réduction si l'on a bien soin d'emprisonner le membre dans sa cavité à l'aide de coussinets de balles d'avoine. On pourra mettre en outre un coussin et une attelle antérieure sur la cuisse, et on fera la constriction nécessaire au moyen des courroies à boucles dont l'appareil est muni.

Un autre mode de contention simple est l'application sur la totalité du membre d'un appareil inamovible. Celui-ci peut être construit de différentes manières et avec diverses substances. On les fait surtout aujourd'hui avec la colle d'amidon, la dextrine, le silicate de potasse, le plâtre.

L'appareil amidonné peut être construit comme le faisait Seutin avec une triple couche de bandelettes de Scultet dont les deux dernières étaient enduites de colle et contenaient entre elles des attelles de carton exactement moulées sur le membre. Mais il nous semble préférable d'appliquer l'appareil tel que l'a modifié Burggraeve (de Gand) c'est-à-dire sur une couche épaisse d'ouate. On prépare des bandes d'ouate ayant environ 15 centimètres de largeur, on les enroule avec soin autour du membre à partir du pied sans craindre de pécher par excès. On maintient ensuite cette ouate avec un simple bandage roulé qui doit se terminer en spica autour du bassin dans une certaine étendue ; on l'enduit avec la main ou un pinceau dit queue de morue, de colle d'amidon, on applique sur les côtés deux attelles de carton également enduites de colle, en ayant soin de les mouler bien exactement sur les parties.

On les fixe à l'aide de tours de bandes amidonnées et on applique de même l'attelle antérieure et la postérieure que l'on fixe encore de la même manière. Il faut avoir soin de laisser les orteils à découvert et de ne pas serrer trop l'appareil. Si le malade en souffrait quelques heures après son application, il faudrait absolument l'enlever.

L'amidon et la fécule dont on fait cette colle ont l'avantage de se trouver partout, et cet appareil peut être d'un grand secours dans la pratique des campagnes. Toutefois comme il met près de 48 heures à se solidifier, il est bon d'obvier à la possibilité d'un déplacement en mettant extérieurement deux attelles en bois ou en fil de fer recuit qui seront enlevées après la dessication.

L'inamovibilité peut être obtenue avec la dextrine ou le silicate de potasse à peu près de la même manière, mais il est inutile, avec ces substances, d'ajouter des attelles de carton pour obtenir une solidité suffisante.

Nous donnons la préférence au silicate de potasse dont nous avons eu, en maintes circonstances, l'occasion d'observer les avantages. Il s'emploie en solution épaisse telle que le commerce la fournit. Son application est des plus simples et il joint aux avantages d'une solidification assez prompte et d'une grande solidité, celui de ne pas être altéré par les liquides.

L'appareil inamovible construit avec le plâtre sèche contrairement aux précédents avec une extrême rapidité. Comme nous le verrons, cette propriété a été mise à profit, et peut rendre en certains cas de grands services. Mais l'appareil plâtré exige pour être réussi une grande habitude et des aides en quantité suffisante, car il faut agir rapidement. Pour retarder la consolidation on pourrait employer, comme l'a proposé M. le professeur Richet, le stuc qui se prépare en délayant le plâtre dans une solution de gélatine (2 gr. pour 1000).

L'application d'un de ces appareils inamovibles dans le traitement des fractures qui nous occupent n'est pas toujours exempte de reproches. Ils ne permettent en effet pas d'examiner le membre, et leur application prématurée, c'est-à-dire dans les premiers jours qui suivent la fracture, peut être inefficace ou dangereuse. Inefficace, si le membre est le siége d'un gonflement au moment de leur application, car alors l'appareil deviendra trop lâche quand ce gonflement tendra à disparaître ; dangereuse, si au contraire une tuméfaction survient ensuite, car l'étranglement des tissus pourra déterminer rapidement la formation d'escharres. Sans doute, un accident de cette nature n'aura que rarement lieu dans les hôpitaux, où l'appareil sera enlevé aussitôt que le malade accusera de la douleur, mais en sera-t-il de même dans la pratique de ville où le chirurgien ne peut pas toujours être appelé à temps pour intervenir.

Pour toutes ces raisons nous nous rangeons à l'opinion des chirurgiens qui ne veulent pas qu'un appareil inamovible circulaire soit appliqué, en général, avant le 15e ou 20e jour qui suit l'accident, à moins qu'on ne soit dans la possibilité de surveiller le malade journellement.

Cependant, si un appareil inamovible amidonné, par exemple, avait été appliqué, et qu'on le jugeât trop serré, il serait possible de le conserver en le coupant de bas en haut avec des cisailles. On obtiendrait ainsi un appareil amovo-inamovible, sorte de gouttière dont on peut à volonté écarter ou resserrer les valves et qui peut être très-utile pour remplir certaines indications.

Plusieurs appareils amovo-inamovibles ont été imaginés, mais comme ils trouvent surtout leur emploi dans les fractures compliquées, nous ne pouvons nous y arrêter. Les appareils modelés en carton de Merchie, la gouttière en gutta-percha de Uytterhofen et les gouttières en toiles métalliques de M. Sarrazin, qui ont été avec succès utilisées pendant la dernière guerre, ne seront citées que pour mémoire.

Nous ne pouvons en dire autant des appareils plâtrés partiels que beaucoup de chirurgiens emploient aujourd'hui pour maintenir la réduction des fractures simples. C'est en effet un des moyens les plus efficaces dont on dispose pour s'opposer au déplacement des fragments après la réduction faite. Tels sont par exemple les appareils à attelles plâtrées de M. Maisonneuve et d'Hergott.

Le premier consiste essentiellement en deux attelles de tarlatane trempées dans du plâtre gâché en consistance demi-fluide, en ayant soin d'éviter la formation de grumeaux. L'externe occupe la partie externe du membre et remonte à quelques centimètres au-dessus de l'épine iliaque antéro-supérieure, tandis que l'attelle intérieure recouvre la face interne jusqu'au niveau du pli génito-crural. Elles forment ainsi une sorte de demi-cylindre incomplet dont les deux portions sont reliées entre elles soit par des tours de bande, soit par des bandelettes de diachylon. Elles peuvent, en outre, être fixées en bas sur une bottine plâtrée qui chausse le pied et en haut à une sorte de spica plâtré qui entoure le bassin : c'est ainsi que M. Labbé construit cet appareil comme le montre l'observation IV prise dans son service.

L'appareil d'Hergott offre la plus grande analogie avec le précédent : les deux attelles plâtrées sont plus larges de façon à former en arrière une sorte de gouttière plus complète, et elles sont reliées par des cravates placées perpendiculairement au membre qu'elles entourent.

Avec ces appareils, qui peuvent aussi rendre les plus grands services dans le traitement des fractures compliquées, l'immobilité est parfaitement assurée. Les attelles permettent un examen facile du membre, et, susceptibles d'être resserrées ou écartées dans une certaine mesure, elles permettent aussi de répondre aux éventualités d'une contention insuffisante ou d'une constriction trop grande. De plus, en vertu de la rapide solidification du plâtre, les déplacements consécutifs à la réduction sont en grande partie prévenus.

Ce sont là de réels avantages, mais il faut bien reconnaître que leur application pour être bien faite exige une grande habitude et salit beaucoup les pièces où elle est exécutée ; qu'en outre, ils irritent souvent la peau et déterminent des éruptions pénibles pour le malade qui compromettent parfois la marche d'une consolidation régulière. Ces inconvénients ont suffi pour les faire abandonner d'un certain nombre de chirurgiens qui les avaient d'abord adoptés. Cependant, il nous semble qu'ils présentent de réels avantages, et qu'il est possible de protéger les téguments en les oignant d'un corps gras, ou en faisant précéder l'adaptation des pièces plâtrées de bandes de toile convenablement enduites de cérat et appliquées sur les parties qu'elles doivent recouvrir.

II

Nous disions en commençant qu'il était ordinairement bien difficile d'obtenir la réduction d'une fracture du fémur par les moyens simples d'extension et de contrextension : il en est de même du maintien de la réduction, et l'application d'un appareil contentif qui immobilise les fragments, suffisant dans les fractures simples de tous les os en général ne suffit pas toujours quand il s'agit d'une fracture du fémur. La direction le plus souvent oblique de la fracture, les volumineuses masses musculaires qui entourent l'os et provoquent le chevauchement des fragments, rendent illusoire tout espoir de contention exacte. Or, selon M. le professeur Gosselin, ce chevauchement est la règle chez l'adulte et il ne faut pas se laisser induire en erreur par l'inclinaison du bassin qui existe dans ces conditions du côté fracturé (1). Il est dans la plupart des cas impossible de faire une réduction complète par les procédés ordinaires, et si on veut l'obtenir immédiatement il faut avoir recours au chloroforme administré jusqu'à résolution musculaire. Sous l'influence de cet anesthésique, l'extension et la contrextension pourront être pratiquées d'une manière efficace et l'appareil qu'on aura adopté sera préparé d'avance et immédiatement appliqué.

Cette méthode a bien aussi ses dangers et présente certaines contrindications. Avant d'arriver à la période de résolution, il y a comme on sait une période d'excitation parfois très-orageuse, pendant laquelle le malade se démène, agite son membre blessé et aggrave la lésion. Cette agitation peut être tellement grande qu'il est impossible de tenir les fragments en place, et on a même vu dans ces conditions l'un d'eux passant à travers les téguments, transformer une fracture simple en fracture compliquée.

(1) Gosselin. — *Clinique de la Charité*, t. I. Paris 1872.

Cette période d'excitation est surtout exagérée chez les alcooliques, d'où l'indication de ne jamais employer cette méthode, quand on soupçonne ce vice chez un malade. Il faut aussi éviter d'y avoir recours chez les vieillards.

Ce qu'on peut obtenir de suite avec le chloroforme, peut également être obtenu à la longue en luttant contre la rétraction musculaire soit par le procédé qui consiste à maintenir le membre dans la demi-flexion, ou mieux par le procédé de l'extension continue.

Pott, en Angleterre, avait cru remarquer que l'action des muscles pouvait être vaincue si l'on avait soin de placer le membre dans la demi-flexion. En France, Desault combattait cette idée et avait recours à l'extension continue. Plus tard, ces deux méthodes eurent chacune leurs partisans, Malgaigne défendit la même idée que Pott, tandis que Bonnet (de Lyon) voulait qu'on fit l'extension, le membre étant maintenu dans la rectitude. Ne pouvant entrer dans les détails des raisons que ces autorités chirurgicales invoquaient en faveur de tel ou tel procédé, nous nous bornerons à examiner les principaux appareils imaginés sous l'influence de ces idées.

L'appareil de Pott modifié par Dupuytren consiste en une série de coussins gradués que l'on dispose sous le membre blessé en forme de pyramide dont le sommet répond au creux poplité. On maintient le bassin et le membre malade au moyen de doloires ou d'alèzes repliées en cravate que l'on entrecroise et que l'on fixe au-dessous du lit. Son application est assez facile, mais si les coussins sont trop résistants, ils peuvent déterminer une pression rapidement intolérable, si au contraire ils ne sont pas assez fermes, ils s'affaissent bientôt et l'appareil devient insuffisant.

Pour obvier à ce dernier inconvénient, d'autres appareils hyponarthéciques à double plan incliné ont été imaginés. Tels sont surtout les pupitres de bois consistant essentiellement en deux planches réunies à charnière au niveau du genou, sur lesquelles est fixé le membre à l'aide de coussins et de bandes. C'est un appareil de ce genre que préférait Malgaigne. Mayor eut l'idée de construire un double plan incliné en fil de fer qui par sa légèreté et sa facile application peut encore rendre des services, surtout dans la chirurgie d'armée ; on y ajoute du reste facilement la suspension très-utile en certains cas. Mais il faut alors avoir soin, selon le conseil de Mayor, de fixer l'ischion sur le plan incliné postérieur, car, sans cette précaution, les mouvements du fragment supérieur n'étant plus solidaires de ceux exécutés par l'inférieur, les déplacements sont inévitables.

La boîte articulée de Gaillard (de Poitiers), qui peut être facilement construite dans les pays les plus dénués de ressources, peut se rapprocher des appareils précédents et peut être employée dans les mêmes conditions.

A l'aide de ces appareils on peut fléchir plus ou moins la jambe sur la cuisse et régler le degré de flexion voulue au moyen de courroies ou mieux de crans transversaux disposés sur une planche qui supporte l'appareil. Bien qu'on ait soin de garnir convenablement de coussins les planches inclinées, il arrive souvent que le repos prolongé du membre sur des plans aussi résistants fasse naître des douleurs que le malade ne peut supporter. C'est ce qui a conduit M. Marcellin Duval à donner au double plan incliné une disposition telle que les pressions supportées soient plus douces. Au lieu d'être en bois, les plans de l'appareil sont constitués par une toile fortement tendue sur deux chassis. Il y a en outre deux planchettes latérales munies de coussins, qui assurent l'immobilité du membre que maintiennent encore des courroies.

Ce dernier a pu rendre de grands services dans les hôpitaux maritimes ; il nous semble être le meilleur des appareils de ce genre. Mais, malgré ce perfectionnement nous voyons bien rarement les chirurgiens se servir du double plan incliné dans le traitement des fractures de cuisse, on a plus souvent recours aujourd'hui au procédé de l'extension continue. Il est vrai qu'avec les appareils précédents on a essayé de la pratiquer au moyen du poids seul du bassin qu'on ne laissait pas reposer sur le lit, la contrextension se faisait du côté de la jambe solidement immobilisée ; mais l'extension ainsi produite n'était guère efficace, et le malade prenait bien vite et instinctivement une position qui la rendait illusoire.

Parmi les appareils à extension continue un des plus simple est l'attelle externe de Desault que l'on emploie encore de nos jours. Assez longue pour qu'étant appliquée, elle aille de la crête iliaque jusqu'à dix à quinze centimètres environ au-delà de la plante du pied, cette attelle présente à ses deux extrémités une mortaise et une échancrure, où l'on fixe les liens extenseurs et contrextenseurs. Le membre tout entier étant entouré de bandelettes ou d'un bandage roulé, on applique l'attelle munie d'un long coussin de balles d'avoine. Le lac contrextenseur, rembourré à sa partie moyenne, est fixé à l'échancrure et à la mortaise supérieure et prend son point d'appui sur la branche ischio-pubienne ; le lac extenseur, prenant son point d'appui au-dessus des malléoles préalablement garnies d'ouate, est fixé à la partie inférieure de l'attelle. La partie supérieure de celle-ci est maintenue par un bandage de corps. Gerdy modifia cet appareil en ajoutant une attelle interne s'appuyant en haut sur le pli génito-crural et dont la partie inférieure munie d'une échancrure et descendant au même niveau que l'externe reçoit aussi un lac extenseur. Ces deux attelles sont réunies en bas par une planchette qui les maintient écartées. Il y a aussi une attelle antérieure munie d'un coussin.

Les lacs extenseurs ainsi appliqués se relâchent facilement et n'agissent plus au bout de quelque temps : c'est pour parer à cet inconvénient que Boyer avait modifié l'attelle de Desault en adaptant à sa partie inférieure une sorte de sandale munie de courroies, que l'on peut faire mouvoir au moyen d'une vis. En faisant exécuter à celle-ci quelques tours, on peut exercer sur le pied solidement fixé à la semelle les tractions que l'on juge convenables. La contrextension a lieu comme dans l'appareil précédent.

La boîte de Baudens permet aussi de pratiquer l'extension continue. Nous ne pouvons donner ici la description un peu longue de cet appareil dont l'agencement, d'ailleurs très-simple, se trouve exposé dans tous les traités classiques. Avec ses parois mobiles au moyen de charnières sur un plancher inférieur et les nombreux trous dont elles sont percées, on peut facilement examiner le membre toutes les fois qu'on le veut, et fixer les liens extenseurs et contrextenseurs. La contrextension s'exerce au moyen d'un grand anneau de cuir rembourré qu'on engage à la racine du membre, et sur lequel on peut exercer des tractions au moyen de cordes qui se réfléchissent sur une échancrure qui termine la partie supéro-externe du plancher de la boîte, au niveau des dernières côtes. Des lacs engagés dans des anses de bandes adaptées avec un bandage roulé sous la plante du pied et au-dessus des condyles, sont fixés aux trous de la planchette digitale et servent à faire l'extension. Si les fragments font une saillie anguleuse, on peut encore la corriger au moyen de liens dits *coaptateurs* fixés aux trous de la planche latérale du côté opposé à l'angle formé.

Quoiqu'embarrassante par son volume et son poids, la boîte de Baudens peut encore rendre d'importants services en raison de son prix peu élevé et de la possibilité où l'on est de la faire construire partout. Toutefois pour être bien appliquée, elle exige une certaine habitude et quoi qu'on fasse le bandage extensif se relâche facilement et devient bientôt insuffisant. Comme dans l'appareil de Desault la contrextension se fait encore trop obliquement par rapport à l'axe de la cuisse.

J. L. Petit avait bien compris les inconvénients de cette obliquité et il pratiquait la contrextension au moyen d'un drap replié en cravate qui prenant son point d'appui sur l'ischion venait se fixer par ses deux extrémités à la tête du lit, un lien ordinaire prenant son point d'appui au-dessus des malléoles était également fixé au pied du lit et faisait l'extension.

Velpeau employait le même procédé. Mais, s'il est vrai que par ce moyen le sens des tractions est plus heureusement combiné que dans les appareils précédents, les liens ont encore ici l'inconvénient de se relâcher facilement, et d'exiger du malade une immobilité qu'il lui est difficile de garder. Ce procédé, susceptible de rendre en certains cas des services, a été perfectionné par M. Gariel qui imagina de remplacer les liens de toile par des lacs en caoutchouc, prenant leur point d'appui sur les parties au moyen de coussins insufflés d'air. L'élasticité du caoutchouc rend les tractions permanentes, partant très-favorables, mais il est rare que le malade puisse longtemps les supporter.

Il en est de même d'un poids fixé sur le segment inférieur du membre au moyen de lacs et d'une corde qui se réfléchit sur une poulie placée au pied du lit. Le membre est souvent mis, avec ce mode d'extension, dans une gouttière ou dans un appareil de Scultet et la contrextension s'opère comme dans les procédés ci-dessus. Si le poids est assez lourd pour vaincre la résistance due aux frottements du membre sur les pièces sous-jacentes, l'extension est rendue parfaitement continue par l'effet de la pesanteur dont l'action s'exerce à chaque instant. Dans les cas où le malade a pu la supporter assez longtemps, la guérison a pu être obtenue avec un raccourcissement médiocre (Obs. I).

Parmi les appareils les plus simples destinés à faire l'extension continue dans le traitement des fractures de cuisse, un des mieux combinés est l'appareil dit américain auquel Nélaton avait donné la préférence dans ces dernières années. Il se compose essentiellement d'une grande attelle externe qui, dépassant le pied en bas, remonte en haut jusqu'à l'aisselle. Cette attelle porte à sa partie inférieure une planchette fixée sur elle à angle droit, et qui est munie d'une grosse vis portant un crochet destiné à recevoir le lien extenseur. L'attelle est appliquée le long de la jambe et du tronc par l'intermédiaire d'un long coussin, et est fixée en haut par une large ceinture ou un bandage de corps solide. La contrextension se fait au moyen d'un anneau de cuir soigneusement rembourré qui se fixe à l'extrémité supérieure de l'attelle. L'extension se fait au moyen d'une bande de diachylon dont on laisse le milieu libre, à la partie moyenne de la plante du pied, et dont on applique les deux chefs de chaque côté du membre jusqu'au niveau de la fracture, en les maintenant au moyen de bandelettes circulaires. Pour exercer sur le membre le degré de traction voulu, il suffit de passer l'anse de diachylon laissée libre dans le crochet de la vis, et de faire exécuter à celle-ci un certain nombre de tours. On peut placer en outre une attelle interne et à la partie antérieure de la cuisse une troisième attelle si on le juge à propos, et on maintient le tout avec des bandes de diachylon ou des courroies à boucles. Cet appareil d'une construction très-simple offre de grands avantages sur ceux dont nous avons déjà parlé : la contrextension est faite à peu près dans l'axe du membre en raison de la longueur de l'attelle externe, l'extension peut être plus facilement supportée puisqu'elle prend son point d'appui sur une grande surface ; et il est toujours et très-facilement possible d'augmenter les tractions si elles deviennent insuffisantes en faisant exécuter à la vis quelques tours de plus.

Il existe d'autres appareils plus perfectionnés encore pour pratiquer l'extension continue dans les fractures qui nous occupent. Etant d'une complication plus grande, ils sont d'un prix plus élevé que les précédents, ce qui ne leur permet guère d'être utilisés en dehors de la pratique hospitalière.

Tel est d'abord l'appareil du docteur Hennequin qui fut présenté au mois de décembre 1868 à la société de chirurgie par M. Désormeaux.

M. Hennequin fit en sorte, en le construisant, d'éviter le plus grand écueil des appareils à extension continue, à savoir la douleur souvent intolérable qu'éprouve le malade aux points d'application des forces antagonistes qui doivent la produire. Il répartit dans ce but les points d'appui de l'extension et de la contrextension de manière à ce qu'ils pussent se suppléer l'un et l'autre.

Nous ne pouvons décrire ici cet appareil assez compliqué, ce qui du reste serait difficile sans figurer les pièces qui le composent. Nous dirons seulement que les points d'appui de la contrextension peuvent être simultanément ou successivement pris sur la fosse iliaque externe, la branche horizontale du pubis ou sur l'ischion, aux moyens de pelotes adhérentes à la gouttière crurale et qui peuvent être facilement déplacées. De même, l'extension peut se faire soit avec une molletière qui prend son point d'appui à la partie supérieure des muscles gastro-crémiens, soit au moyen d'un bracelet formé de deux demi-cylindres que l'on boucle au-dessus des condyles.

Dans ce dernier cas la molletière est rendue inutile et la jambe doit, fléchie à angle droit sur la cuisse, rester hors du lit pendant la durée du traitement, ce qui est, paraît-il, un léger inconvénient que compensent les avantages que procure cet appareil.

M. Désormeaux fit part en même temps de plusieurs observations dans lesquelles les malades ainsi traités avaient guéri sans que le raccourcissement dépassât un et même un demi-centimètre ; dans un cas il y eut même un allongement notable du membre.

Quelques jours après, M. le professeur Le Fort présentait à la même société un appareil à extension continue très-ingénieusement construit, et qui, ce nous semble, répond peut-être mieux encore que le précédent aux exigences de cette méthode thérapeutique.

Il se compose essentiellement d'une ceinture de cuir matelassée et renforcée par un arc métallique ; cette ceinture est séparable en deux valves glissant sur une barre métallique transversale qui corrige l'affaissement inégal des matelas, et permet à l'occasion de soulever le malade. A cette ceinture est articulée extérieurement une gouttière crurale, articulée elle-même avec une gouttière jambière munie inférieurement d'une semelle, ce qui permet de donner au membre le degré de flexion voulu. Le principal point d'appui de la contrextension est pris sur l'ischion au moyen d'un croissant rembourré articulé à l'attelle interne de la gouttière crurale ; un autre peut être pris sur la ceinture maintenue en place par deux tiges munies de béquillons qui s'appuient sous les aisselles et dont on peut à volonté augmenter la longueur. Les points d'appui de l'extension peuvent être pris sur le mollet, la jambe étant fléchie sur la cuisse, ou bien sur la jambe et le pied, le membre étant dans la rectitude, ou bien encore sur la cuisse elle-même. Dans ce dernier cas, il n'est pas besoin comme dans l'appareil précédent d'opérer une constriction au-dessus des condyles au moyen d'un bourrelet fortement serré. Pour obtenir ce résultat, on coupe des bandelettes de diachylon ayant environ deux fois la longueur de la cuisse ; puis, prenant successivement chacune d'elles, on applique l'une de leurs extrémités vers la racine du membre soit au niveau de l'épine iliaque antéro-supérieur ; on la mène ensuite en bas en suivant le trajet du couturier jusqu'au voisinage de la tubérosité interne du tibia ; là, on la replie sur elle-même et on la ramène en haut sur la face postérieure de la cuisse, jusqu'à l'ischion. Quand on a appliqué de même plusieurs bandelettes on répète la même manœuvre pour le côté externe, et l'on a ainsi de chaque côté deux anses solides que l'on fixe au moyen de lacs aux anneaux qui terminent en bas la gouttière crurale.

Cet appareil habilement disposé se démonte de toutes pièces avec la plus grande facilité, et peut servir au traitement des fractures de l'une ou l'autre cuisse.

Comme le précédent, il a malheureusement l'inconvénient d'être très-compliqué, d'un prix élevé et d'exiger pour sa confection des constructeurs habiles.

Aussi, prévoyant ces objections, M. le professeur Le Fort indiqua en même temps le moyen de construire extemporanément un appareil sur le même principe. On coupe une béquille de manière que sa longueur dépasse d'environ 20 à 30 cent. la plante du pied ; on cloue à son extrémité inférieure une planchette d'environ 20 cent. de longueur dans le milieu de laquelle on perce deux trous. Dans cette planchette est fixée l'attelle interne qui, supérieurement échancrée et bien rembourrée, doit appuyer sur l'ischion ; des bandes de diachylon appliquées à peu près comme dans l'appareil américain et faisant une anse sous le pied, servent à l'extension. On peut, à volonté, augmenter celle-ci en engageant une corde dans l'anse, en la passant dans les trous de la planchette et en la serrant autant qu'il est nécessaire avec un bâton placé en-dessous et qui fait office de garrot. Les tractions peuvent être ainsi renouvelées chaque fois qu'on le juge à propos.

Tout récemment, M. Le Fort a perfectionné son appareil extemporané de manière à rendre les tractions permanentes et à ne pas exercer de tiraillements sur l'articulation du genou comme cela arrive quand on fixe les liens extenseurs sur le segment inférieur du membre. La contrextension se fait d'une part au moyen d'une longue attelle externe terminée en haut par un béquillon qui appuie sous l'aisselle, et qui est maintenue en outre par un solide bandage de corps en diachylon ; et d'autre part au moyen d'une tige interne munie supérieurement d'un croissant rembourré qui prend son point d'appui sur l'ischion. Ces deux attelles sont séparées du membre par des coussins, pour ne pas exercer de pressions douloureuses, et sont munies inférieurement d'une échancrure où se réfléchissent les liens de l'extension. Celle-ci se pratique très-simplement de la manière suivante : des bandelettes de diachylon sont collées sur la cuisse de façon à ménager de chaque côté des anses latérales dans lesquelles on engage les lacs extenseurs ; ceux-ci viennent se réfléchir dans les échancrures précitées et sont fixés à des mortaises pratiquées sur les attelles à une certaine hauteur. Mais, avant d'être ainsi fixés, et pour exercer des tractions continues, ils sont interrompus sur leur parcours et réunis à ce niveau par une boucle formée de tubes de caoutchouc en quantité suffisante.

Nous avons eu, il y a quelques jours, l'occasion de voir cet appareil appliqué dans le service de M. le professeur Le Fort à l'hôpital Beaujon, sur un malade ayant une fracture de cuisse siégeant à peu près à la réunion du tiers moyen avec le tiers inférieur, pour laquelle il permettait d'espérer un très-bon résultat. Au moment de son application, il y avait un raccourcissement de 6 cent., et quelques jours après le membre était à peu près revenu à sa longueur normale. Le malade supportait très-bien l'appareil et ne se plaignait d'aucune souffrance.

Nous n'avons pas la prétention d'avoir passé en revue tous les appareils qui ont été inventés dans le but d'éviter autant que possible les raccourcissements consécutifs aux fractures de cuisse. Cette énumération, déjà longue, suffit à donner une idée de la multiplicité des moyens proposés, des modifications nombreuses et des perfectionnements sans cesse apportés à chacun d'eux, pour arriver à la solution de ce difficile problème chirurgical.

III.

Quel que soit l'appareil qu'on ait adopté, il y a toujours dans son application certaines particularités qu'il est indispensable de connaître. Telle est tout d'abord la question de savoir l'époque à laquelle on pourra en commencer l'application. Cela revient à se demander : quand doit-on opérer et maintenir la réduction de la fracture?

Si le chirurgien est appelé à intervenir immédiatement après l'accident, nous sommes d'avis qu'il doit la tenter de suite. En effet, les muscles sont alors dans un état de stupeur, d'étonnement et n'ont pas encore eu le temps de se contracturer ; en outre, si l'on réduit de suite on diminue le foyer de la fracture, l'étendue des décollements des parties molles et on limite davantage la quantité des liquides épanchés (Follin).

La réduction est souvent très-facile dans ces conditions, et Malgaigne dit avoir eu deux fois l'occasion de traiter une fracture de cuisse qui venait de se produire et qu'il fut étonné de la facilité avec laquelle il put l'obtenir (1).

Mais il est rare qu'on soit appelé aussitôt après l'accident. Or, dans les jours qui suivent, la tonicité musculaire jointe souvent à une contracture des muscles provoquée par l'irritation que cause la fracture, a déterminé un chevauchement des fragments plus ou moins considérable. Que doit-on faire en pareil cas ?

Il est bien difficile et même impossible (Gosselin) de faire la réduction dans ces conditions par les moyens ordinaires d'extension et de contrextension. Nous croyons que le chirurgien peut ici se conduire de deux manières différentes. Il peut avoir recours au chloroforme pour obtenir sur-le-champ le relâchement des muscles et la réduction de la fracture, et appliquer l'appareil qu'il juge convenable. Cette pratique peut avoir ses avantages, car les fragments, sollicités sans cesse par la tonicité musculaire, tendent à chevaucher davantage et à augmenter progressivement l'étendue des décollements dans les jours qui suivent l'accident.

Si au contraire le chloroforme est contre-indiqué, qu'on ne veuille ou qu'on ne puisse y avoir recours, il faudra triompher de l'action musculaire au moyen de l'extension continue, et obtenir à la longue ce qu'on n'a pu obtenir

(1) Malgaigne. *Traité des fractures et des luxations.* Tome Ier. Paris 1847.

d'un seul coup. Pour celle-ci, beaucoup de chirurgiens sont d'avis qu'elle n'est pas immédiatement applicable; qu'en la mettant de suite en œuvre, on ne fait que tourmenter le malade, et, peut-être en irritant les muscles, accroître l'obstacle qu'on veut vaincre ; qu'il faut attendre que l'irritation musculaire et le spasme qui en résulte soit dissipé, et que l'application de l'appareil à extension faite dix à quinze jours après l'accident, suffit pour ramener les fragments dans leurs rapports normaux. Ce retard en effet est de bien peu d'importance si l'on considère que durant cette période la consolidation est, d'après Malgaigne, à peu près nulle. Si l'on songe en outre qu'il est souvent impossible au malade de supporter longtemps l'extension continue, on comprendra l'avantage qu'on peut obtenir en abrégeant ainsi la durée de son application.

On peut cependant faire des objections à cette pratique : le chevauchement tend souvent à s'accroître dans les jours qui suivent l'accident, et le spasme musculaire est souvent entretenu par l'irritation que cause la pointe des fragments quand la réduction est incomplète (Billroth) ; or l'extension continue appliquée dès le principe peut très-utilement remédier à ces inconvénients. Aussi voyons-nous souvent des chirurgiens y avoir recours dès les premiers jours ; c'était la pratique de Desault, et chez le malade de M. Le Fort, dont nous parlions tout à l'heure, l'appareil fut appliqué deux jours après l'accident, sans gêne pour le malade et avec grand profit pour la réduction.

Ces deux opinions en quelque sorte contradictoires peuvent

être conciliées, ce nous semble, par la proposition suivante : lorsque dans une fracture de cuisse les fragments ont peu de tendance à chevaucher on pourra appliquer un simple appareil contentif, sauf à recourir plus tard à l'extension continue s'il persiste un raccourcissement notable ; si au contraire le déplacement suivant la longueur est considérable il sera avantageux, une fois la réduction faite, d'y avoir recours immédiatement. L'appareil à extension maintiendra mieux la réduction, et sera plus efficace pour combattre les contractions irrégulières et spasmodiques des muscles. On peut du reste facilement en modérer l'action.

A quel appareil le chirurgien doit-il donner la préférence dans un cas donné de fracture de cuisse ?

Il est bien difficile de résoudre cette question au point de vue général. En effet selon les indications que présente le cas particulier qui est en présence, selon les habitudes et les ressources dont on dispose, ce choix doit nécessairement varier.

Souvent on est obligé dans le cours du traitement de ces fractures de changer plusieurs fois d'appareils et de les modifier selon les circonstances.

Si l'on attend pour faire l'extension continue que le spasme musculaire ait à peu près disparu, on se contentera d'appliquer provisoirement un simple appareil contentif, après avoir autant que possible remis les fragments en place au moyen des manœuvres ordinaires. Plus tard, on aura recours à un appareil plus efficace destiné à vaincre le chevauchement qui persiste.

Malgaigne voulait qu'on donnât la préférence au double plan incliné qui maintient le membre dans la demi-flexion et qui permet de faire l'extension avec le poids seul du bassin. D'après cet auteur la demi-flexion aurait l'avantage de s'opposer au déplacement des fragments, et d'atténuer la raideur articulaire du genou consécutive à l'immobilité prolongée de la jointure. Mais, on a objecté que loin d'empêcher toujours le chevauchement des fragments, cette méthode pouvait au contraire dans certains cas l'exagérer (Bonnet, Trélat) ; qu'en outre la flexion ou l'extension importe peu à la raideur articulaire, puisque dans les deux cas il y a également immobilité prolongée, et que cette raideur est déterminée par une arthrite hydropique plus ou moins intense qui complique ordinairement les fractures du fémur (Gosselin). En tenant compte de ces objections, et de la tendance à maintenir le membre dans la rectitude que nous rencontrons chez la plupart des chirurgiens qui ont imaginé les nouveaux appareils à extension continue nous sommes portés à croire que le célèbre professeur s'était un peu exagéré l'importance de la demi-flexion. Sans parler du peu d'efficacité de l'extension faite par le poids seul du bassin, les appareils à pupitre ne sont pas toujours mieux supportés que les autres et provoquent parfois au creux poplité des douleurs intolérables. Ils peuvent cependant rendre encore, en certains cas, d'importants services et ne méritent pas le discrédit dans lequel on a voulu les faire tomber.

Toutefois les nouveaux appareils à extension continue que nous avons cités plus haut, nous semblent être d'une efficacité plus grande. En raison de leur simplicité et de la facilité avec laquelle ils peuvent être construits partout, nous serions tentés dans la pratique ordinaire de donner la préférence soit à l'appareil américain, soit plutôt à l'appareil extemporané de M. le professeur Le Fort. On peut aussi mettre à profit l'extension pratiquée au moyen d'un poids suspendu à une corde qui se réfléchit sur une poulie placée au pied du lit.

L'observation suivante que nous devons à l'obligeance de M. Zambianchi, interne des hôpitaux, montre tout le parti que l'on peut tirer de ce procédé, quand le malade peut en supporter assez longtemps l'application.

Observation I. — Le nommé Guillaume M.... âgé de 33 ans, est blessé le 24 mai par une balle qui a brisé le fémur gauche. Apporté le lendemain à l'hôtel-Dieu, on constate que la balle a traversé diagonalement la cuisse à 18 centim. environ au-dessus de l'interligne. Les orifices sont petits et ne donnent pas de sang. Point d'exploration.

La cuisse est volumineuse au niveau de la fracture, et le chevauchement des fragments est considérable. La fracture ne paraît pas comminutive.

Dans les jours qui suivent, la couleur et la température de la peau restent normales, il n'y a pas de fièvre et le malade ne souffre pas.

Le 30 mai, on met le membre dans une gouttière et on fait l'extension continue au moyen d'un poids suspendu à des lacs, qui s'attachent à des bandelettes de diachylon fixées le long de la jambe ; la contrextension est seulement faite avec le poids du corps et pour cela les pieds du lit sont soulevés au moyen de briques.

Le 31, le raccourcissement est bien moindre et la cuisse a diminué de volume.

Le 3 juin, le malade a de la fièvre et les douleurs qu'il éprouve forcent à enlever les poids.

Le 4, le raccourcissement s'est reproduit, mais comme la fièvre a disparu et que l'état général est satisfaisant les poids sont réappliqués.

Jusqu'au 27 juin la consolidation suit sa marche ordinaire, les plaies se ferment à peu près sans suppuration. A cette époque, le cal est en voie de formation. On sent un chevauchement des fragments de quelques centimètres : le supérieur fait saillie en dehors et l'inférieur en dedans. La réduction a lieu quand on tire sur le pied. Le malade supporte bien l'appareil qui est enlevé le 10 juillet ; à cette époque la consolidation est complète.

Vers le 20 juillet, il commence à se lever et marche avec des béquilles. Le cal est volumineux, mais le raccourcissement du membre très-peu marqué ne dépasse certainement pas 1 centimètre. Quand le malade sortit de l'hôpital quelque temps après, il marchait très-bien en s'aidant d'une canne.

Bien que ce soit là une fracture par coup de feu, on peut la considérer en quelque sorte comme une fracture simple, en raison de la rapidité de la consolidation et de l'absence des accidents qui en font ordinairement la gravité. L'extension continue faite d'une manière très-simple a permis d'obtenir un plein succès.

On peut encore, pour vaincre l'action musculaire, avoir recours aux appareils à attelles plâtrées dont la solidification rapide permet de maintenir, aussi exactement que possible, la coaptation des fragments ; et si celle-ci a pu être bien faite on obtiendra par ce moyen un résultat très-satisfaisant. Comme ils permettent un faible examen du membre, ils n'ont pas les inconvénients des appareils circulaires et pourraient être appliqués sous le sommeil chloroformique, comme le pratiquent quelques chirurgiens. On peut également utiliser dans le même but les autres appareils inamovibles, soit en faisant l'extension au moyen d'un poids, pendant la solidification de l'appareil, comme Seutin le pratiquait, soit plutôt comme l'indique M. Valette (de Lyon).

L'ingénieux procédé indiqué par ce chirurgien consiste à appliquer d'abord un appareil amidonné sur une épaisse couche d'ouate. Puis, quand il est bien solidifié, on le coupe circulairement à peu près au niveau de la fracture, en ménageant la couche d'ouate sous-jacente. On fait la contrextension au moyen d'une alèze pliée en cravate dont le milieu prend son point d'appui sur la branche ischio-pubienne, et dont les chefs sont fixés à la tête du lit ; l'extension est pratiquée en exerçant des tractions énergiques sur le segment inférieur du membre. Quant on juge avoir à peu près obtenu le résultat voulu, on met dans la solution de continuité de petits coins de bois, on remplit l'intervalle de coton, et on colle une bande circulaire de carton pour rétablir l'inamovibilité (in dict. de Jaccoud. art. Fract.).

C'est là un moyen très-simple et susceptible, ce nous semble, d'être mis en usage dans la pratique.

Mais, quel que soit l'appareil qu'on emploie, on ne peut jamais répondre dans le traitement des fractures de cuisse d'un succès complet. Comme le dit M. le professeur Gosselin, c'est souvent bien à tort que des personnes et même des médecins sourient en présence d'une difformité consécutive à une fracture de ce genre, et accusent d'impéritie le chirurgien qui a été chargé du traitement (Gaz. méd. et chir.

1859). Malgré des perfectionnements nombreux, et les inventions modernes qui sont venues sous ce rapport enrichir notre arsenal thérapeutique, l'excellent conseil de Boyer est encore à suivre : « le chirurgien appelé à traiter une fracture de cuisse doit toujours prévenir la famille de la possibilité d'un raccourcissement. »

Une troisième question intervient encore dans le traitement des fractures de cuisse, qui est de savoir à quelle époque on doit lever l'appareil et permettre au malade de marcher.

D'une manière générale, on doit chez un adulte examiner la fracture vers le soixantième jour, et chercher s'il est possible de communiquer au membre des mouvements anormaux : si oui, il faut réappliquer l'appareil, dans le cas contraire, on doit l'enlever définitivement. Mais on doit bien se garder de permettre au malade de se lever aussitôt qu'il en est débarrassé. Il doit rester couché encore pendant 15 et 20 jours. Pendant ce temps, on lui conseille de faire quelques mouvements dans son lit, de faire jouer les articulations des orteils, celle du genou surtout qui est souvent le siége d'une raideur parfois longue à disparaître. M. Gosselin ne permet au malade de se lever que quand il peut enlever spontanément le talon du côté de la fracture à 15 centimètres de hauteur. Si le malade marchait plus tôt, il serait exposé à une fracture itérative qui peut dans ce cas être facilement occasionnée par la moindre chute.

Le malade ne marchera ensuite qu'en s'aidant de béquilles et avec beaucoup de précautions. Il en fera usage pendant un temps qui variera de six semaines à six mois et même davantage, selon le degré de raccourcissement du membre, la faiblesse musculaire, résultat d'une atrophie plus ou moins prononcée, et selon la durée de la raideur articulaire.

Plus tard, les béquilles seront abandonnées pour un simple bâton, et le malade pourra au bout d'un temps variable recouvrer complètement l'usage de son membre avec une claudication nulle, temporaire ou permanente, et plus ou moins apparente suivant l'étendue du raccourcissement. On peut y remédier en partie en faisant usage d'un talon élevé.

IV

Il peut arriver qu'en levant l'appareil au soixantième jour il n'y ait encore point de consolidation, que celle-ci se fasse même attendre bien au-delà de cette limite. En ce cas, la consolidation est retardée pour une cause qu'il faut s'efforcer de connaître si on le peut. Comme le fait très-bien observer M. le professeur Le Fort, il ne faut pas confondre ce retard avec une pseudarthrose : pour ce professeur il n'y a pseudarthrose que s'il s'est écoulé au moins trois ou quatre mois à partir du jour de l'accident et si tout travail de réparation est suspendu (1).

Il faudra donc aussitôt qu'on verra la consolidation ne pas avancer, s'enquérir des indications causales que présente le sujet en traitement, et s'empresser d'y répondre.

(1) In Malgaigne. *Médecine opératoire*, 8e édit. par L. Le Fort, 1re partie 1873.

On combattra les affections diathésiques par les moyens appropriés ; on appliquera un appareil plus efficace si le premier est jugé insuffisant, on pratiquera l'extension continue comme M. Le Fort l'a fait avec succès pour une pseudarthrose confirmée du fémur. On pourra encore faire marcher le malade après lui avoir mis un appareil inamovible exactement appliqué. Il sera soumis à un régime réparateur et on lui administrera le phosphate de chaux (Gosselin).

Il est des cas où on peut prévoir que la consolidation sera longue ou ne donnera du moins jamais lieu à un cal très-solide. Telles sont par exemple ces fractures spontanées pour ainsi dire qui se font sous l'influence du moindre effort. On en rencontre quelquefois chez des adultes en apparence bien portants et qui ne présentent aucun signe d'une sénilité précoce. On a invoqué pour expliquer cette fragilité des os, l'influence de diverses diathèses, la présence d'hydatides etc... Il peut se faire que ces influences existent. Mais il y a des causes encore peu connues déterminant dans le squelette des désordres trophiques qui prédisposent les os à une rupture facile. De cet ordre seraient certaines affections du système nerveux, et surtout, selon M. le professeur Charcot, l'ataxie locomotrice. C'est au début de cette maladie que ces fractures seraient le plus souvent observées. Nous avons eu l'occasion de voir un cas qui semble confirmer cette singulière étiologie.

Au moment où nous écrivons ces lignes, un homme âgé de 38 ans est couché dans la salle Ste Marthe dans le service de M. le professeur Richet. Cet homme qui paraît être assez robuste et d'un embonpoint ordinaire, s'est fracturé le fémur droit en ôtant sa bottine au moment de se mettre au lit. Il était assis sur une chaise et quand l'os se brisa il se fit un craquement sec et assez fort pour que sa femme l'entendît et lui demandât si sa chaise ne s'était pas brisée. — Je crois, répondit-il, que c'est ma jambe. — En effet il n'avait ressenti aucune douleur et ce n'est qu'en voyant sa cuisse subitement augmentée de volume qu'il put se convaincre de cette triste réalité. Or, ce malade présente des symptômes indéniables de l'ataxie locomotrice à son début ; selon M. Duchenne (de Boulogne) qui l'a examiné il entrerait dans la seconde période de la maladie. La fracture siège au tiers moyen, ne paraît pas être très-oblique, et n'offre pas beaucoup de déplacement. L'appareil de Scultet qu'on lui a appliqué suffit à maintenir la coaptation d'une manière satisfaisante. On ne peut se prononcer absolument sur l'issue de cette fracture ; il est présumable cependant que la guérison se fera attendre plus longtemps que d'habitude, et qu'elle pourrait bien se terminer par une pseudarthrose.

Quoi qu'il en soit, c'est là un fait qui présente, à notre avis, le plus grand intérêt et qui est susceptible de contribuer à éclairer un point de la pathogénie encore obscure de ces fractures en quelque sorte spontanées.

V

Ce qui précède a trait surtout aux fractures qui ont pour siége le milieu de l'os ; nous devons dire ici quelques mots des particularités que peut présenter le traitement de celles qui occupent le tiers supérieur et inférieur de la diaphyse fémorale.

Les fractures du tiers supérieur sont en général très-difficiles à maintenir, eu égard au peu de prise qu'on a sur le fragment supérieur et à l'étendue du déplacement angulaire qui manque rarement de s'exagérer dans ces conditions. Ce fragment est porté par les muscles en rotation externe en avant et en dehors, et forme avec l'inférieur un angle plus ou moins obtus ouvert intérieurement.

Quel que soit l'appareil qu'on emploie il est bien difficile d'obtenir la guérison d'une telle fracture sans une certaine difformité du membre.

Nous donnerions dans ce cas la préférence à une longue attelle appliquée sur la partie externe du bassin et du membre fracturé par l'intermédiaire d'un coussin. Cette attelle est solidement fixée en haut par un bandage de corps, et sur le membre au moyen de bandes de toile ou de diachylon. Ainsi disposée, elle tend à faire disparaître l'angle formé, sur lequel on peut encore agir plus efficacement en mettant à son niveau soit une petite attelle immédiate ou mieux un petit coussin au-dessous du premier.

On pourrait aussi dans ce cas se servir d'un appareil à plans inclinés, et c'est même là, croyons-nous, sa principale indication ; mais il faut avoir soin de placer le membre un peu dans l'abduction. Cette dernière disposition nous semble avantageuse, parce que le fragment supérieur étant porté en avant et en dehors et ne pouvant que très-difficilement être ramené dans l'axe normal du membre, il faut en quelque sorte aller à sa recherche avec l'inférieur et les maintenir dans la même direction.

Lorsqu'on a affaire à une fracture siégeant au tiers inférieur, la disposition des fragments peut encore présenter certaines indications particulières. Souvent le chevauchement a lieu comme dans le tiers moyen, c'est-à-dire que le fragment supérieur chevauche en avant de l'inférieur. C'est surtout dans ce cas que le double plan incliné est contrindiqué parce qu'il tend d'une part à augmenter la saillie du fragment supérieur, et d'autre part. il peut comprimer les vaisseaux et nerfs poplités (Trélat). Il vaut mieux avoir recours dans ce cas, à l'extension continue ou aux attelles plâtrées. Lorsque la fracture siége à peu de distance des condyles, on peut observer le renversement en arrière du fragment inférieur attiré en bas par l'action des muscles jumeaux (Boyer, Trélat, Richet).

On conçoit la difficulté de réduire ce renversement, on peut même dire que la réduction en est impossible si la fracture siège immédiatement au-dessus des condyles. Quand au contraire ce fragment est plus long, qu'il a une longueur d'environ 10 centimètres, et fait une saillie considérable dans le creux poplité, comme dans le cas présenté par M. Richet à la société de chirurgie, il n'échappe pas complètement à l'action des moyens de réduction : on peut obtenir dans ce cas un redressement assez notable.

Selon M. le professeur Richet, il suffit pour cela de placer le membre dans un appareil de Scultet, en lui donnant une position demi-fléchie, et en engageant dans le creux poplité un coussin cunéiforme dont on surveille journellement l'action. Ce coussin qui agit à la manière d'un coin redresse peu à peu le fragment inférieur et quand la guérison est obtenue, il se trouve à peu près dans l'axe du membre. Chez le malade ainsi traité par M. Richet la guérison fut obtenue avec un raccourcissement qui ne dépassait pas trois centimètres.

Ce renversement en arrière du fragment inférieur est loin d'être la règle, souvent la fracture est oblique et le déplacement a lieu suivant le mode ordinaire. Nous avons sous les yeux l'observation prise dans le service de M. Labbé d'une fracture du tiers inférieur du fémur dont on fit l'autopsie et pour laquelle on trouva la disposition suivante. Le trait de la fracture oblique de bas en haut et de dehors en dedans partait immédiatement au-dessus du condyle externe et allait en haut jusqu'au voisinage de l'anneau du grand adducteur ; la pointe du fragment inférieur avait pénétré dans cet anneau et disséqué les vaisseaux fémoraux dans une certaine étendue. Dans un cas semblable la réduction de la fracture doit présenter de grandes difficultés, et on pourrait peut-être, en faisant des tentatives pour l'obtenir, s'exposer à blesser les vaisseaux fémoraux, ou à les comprimer entre les deux fragments.

VI

Les fractures du corps du fémur ne sont pas rares chez les jeunes enfants. Ainsi, sur 140 fractures observées en une année par M. Coulon à l'hôpital Ste Eugénie, dans le service de M. Marjolin, il y eut 26 fractures du corps de l'os et pas une des extrémités (1). Une statistique de M. Giraldès donne encore proportion plus grande (32 sur 133) (2).

Ces fractures sont loin toutefois de présenter la gravité de celles de l'adulte, et le plus souvent il sera inutile de se servir des appareils que nous avons indiqués pour ce dernier.

On sait en effet que les muscles, cause du chevauchement, ont ici une énergie moindre et sollicitent à peine les fragments à se déplacer ; d'autre part, il arrive souvent que le périoste qui n'a pas été rompu, suffit à les maintenir en place. Elles n'exigent donc pas le maintien d'attelles aussi exact et aussi prolongé que chez les adultes, et Bloxam (de Bartholomew's hospital), a même avancé qu'elles pouvaient guérir par le repos seul sans aucun appareil, ou seulement en entourant le membre d'un cylindre assez résistant (Holmes). De fait, un appareil contentif suffit dans l'immense majorité des cas pour obtenir la guérison d'une telle fracture, sans difformité ni raccourcissement. Le fait suivant montre combien il est facile d'obtenir ce résultat avec une contention des plus simples.

(1) Coulon. *Traité clinique et pratique des fractures chez les enfants.* — Paris 1865.

(2) Giraldès. *Maladies chirurgicales des enfants.* — 1869.

OBSERVATION II. — Un de nos amis d'enfance, M. Co... actuellement étudiant en médecine à cette faculté, fit une chûte vers l'âge de 5 ans d'une hauteur d'environ 12 pieds et se fractura la cuisse gauche à la réunion du tiers moyen avec le tiers supérieur. La réduction fut faite le lendemain et le médecin qui le traitait se contenta d'appliquer un petit appareil à attelles qui ne dépassait ni le genou ni la hanche. La consolidation se fit bien : au bout de six semaines notre ami se leva et marchait à l'aide de béquilles, et, quelques mois après, il avait retrouvé complètement l'usage de son membre et pouvait se livrer aux jeux de son âge. On put facilement, jusqu'à l'âge de 16 à 17 ans sentir le cal à travers les parties molles, mais aujourd'hui que les masses musculaires sont développées il est complétement impossible de reconnaître au palper les traces de l'ancienne fracture. Il a les deux membres inférieurs également développés et exactement de même longueur.

Si l'on considère que cet enfant était très-turbulent, on doit voir combien peu efficace était la contention exercée au moyen d'un appareil à attelles qui ne dépassait pas en longueur la cuisse fracturée. Cela n'a cependant pas empêché que la consolidation ne se fit rapidement et sans déformation consécutive permanente. Peut-être y eut-il un petit chevauchement dont les effets ont pu rapidement disparaître ? Le volume du cal qu'on pouvait sentir très-facilement à une période avancée de l'adolescence peut faire supposer qu'il en était ainsi.

Certains chirurgiens ont en effet avancé que, si la consolidation n'avait pu, chez un enfant, être obtenue sans raccourcissement, celui-ci pouvait disparaître spontanément en quelques mois par suite d'un accroissement exagéré de l'os malade suivant sa longueur.

M. Baizeau a eu l'occasion d'observer un fait de ce genre sur un garçon dont il fit l'autopsie, et des expériences qu'il fit ensuite sur des lapins confirmèrent son observation. Il y aurait là une irritation retentissant sur les cartilages épiphysaires, qui activerait le travail d'allongement de l'os qui leur est dévolu à l'état normal. Le docteur Herpin (de Genève), a pu constater des faits analogues ; et, tout récemment, des expériences instituées par M. Ollier sur l'irritation artificielle des cartilages épiphysaires, semblent donner l'explication de ce curieux phénomène (*Congrès de Lyon* 1873).

Quoi qu'il en soit, nous nous rangeons à l'opinion de presque tous les chirurgiens qui sont d'avis que ces fractures doivent toujours être traitées avec le plus grand soin.

L'enfant malade sera donc placé sur un lit résistant, et un appareil contentif sera appliqué avec toute l'attention possible. On donnera ici la préférence à l'appareil de Scultet, à la gouttière en gutta-percha ou à un appareil inamovible.

Le premier de ces appareils peut rendre de grands services, grâce à la facilité que l'on a de le changer en totalité ou en partie. En effet, une des plus grandes difficultés du traitement de ces fractures chez les enfants est d'éviter que l'appareil ne soit trop facilement souillé par leurs déjections. Or, si on n'évite pas cet inconvénient avec le bandage de Scultet, il est au moins assez facile d'y remédier en renouvelant les pièces souillées quand on le juge à propos ;

ce qui ne saurait être fait avec un appareil inamovible. Le cas suivant que nous avons eu l'occasion d'observer pendant la dernière guerre vient à l'appui de ce que nous avançons ici.

Observation III. — Un petit garçon de 5 à 6 ans ayant fait une chute après laquelle il n'avait pu se relever, fut amené dans l'ambulance où nous nous trouvions. Sa cuisse droite était tuméfiée et douloureuse, et en plaçant la main sous le membre blessé, nous n'eûmes pas de peine à constater qu'il était le siége de mouvements anormaux et qu'on pouvait percevoir une crépitation des plus manifestes au niveau du tiers moyen du fémur. Le médecin qui venait à l'ambulance confirma notre diagnostic et nous chargea du traitement en nous engageant à appliquer tout d'abord un appareil à attelles.

Pour ne pas encombrer l'ambulance on le porta chez ses parents, où nous lui appliquâmes de suite un appareil de Scultet, nous proposant bien de lui substituer un appareil amidonné aussitôt la disparition des premiers accidents inflammatoires.

C'est, en effet, ce que nous fîmes huit ou dix jours après. Or, nous eûmes bientôt lieu de nous en repentir : malgré les soins assidus de ses parents, malgré l'application de taffetas gommé destiné à protéger le mieux possible notre appareil, au bout de quelques jours le coton qui entrait dans sa composition était imprégné d'urine qui exhalait une odeur ammoniacale infecte. Nous ne pûmes faire autrement que d'enlever l'appareil et revenir au Scultet. Certainement on n'évitait pas avec ce dernier la souillure des pièces à pansement ; mais il était toujours facile de remplacer tous les deux ou trois jours le coussin placé à la partie interne du membre ainsi que des compresses qu'on pouvait interposer, ce qui rendait sans importance l'inconvénient dont nous parlons.

Bien que le petit malade fût très-turbulent, la consolidation ne s'en fit pas moins d'une façon régulière ; au 35e jour nous enlevions l'appareil, en recommandant de ne le laisser marcher que 15 jours après et avec beaucoup de précautions. Il n'y avait alors aucun raccourcissement appréciable, et le cal, quoique facile à sentir à travers les téguments, ne déformait nullement le membre.

Quand les enfants sont très-indociles, on peut dans les premiers temps du traitement modifier l'appareil de Scultet comme le conseille Marjolin. Au moyen d'une longue attelle externe allant jusque sous l'aisselle on immobilise le tronc sur la cuisse et on le fixe encore au moyen d'une alèze pliée en cravate que l'on attache solidement au dessous du lit. Il faut dans tous les cas avoir soin d'entourer convenablement les attelles de compresses d'ouate dans les points où elles compriment les parties, et ne pas trop serrer l'appareil. Aussitôt que l'enfant accuse de la douleur il faudra le lever et examiner l'état du membre, car les téguments très-délicats à cet âge peuvent s'ulcérer ou se gangrener avec la plus grande facilité.

On peut employer également une gouttière en gutta-percha préalablement ramollie dans l'eau chaude et moulée exactement sur les parties (Désormeaux, Giraldès) ; si on le juge à propos, celle-ci sera renforcée extérieurement par une attelle qui sera facilement immobilisée sur le bassin. Cet appareil a l'inconvénient d'exiger une certaine habitude dans sa confection, et d'être fait d'une substance qu'on ne peut pas se procurer partout. Il en est de même des gouttières en cuir.

Nous donnerions volontiers la préférence, après l'appareil de Scultet, qui nous semble être le meilleur pour les raisons émises ci-dessus, au bandage inamovible construit soit avec l'amidon soit avec le plâtre ou mieux le silicate de potasse. Il faudrait dans tous les cas surveiller attentivement ces bandages inamovibles et ne pas les appliquer avant que les accidents inflammatoires ne soient complétement dissipés.

Eu égard au peu de déplacement des fragments chez les jeunes enfants il est bien rare qu'on ait besoin de recourir chez eux à l'extension continue, s'il fallait la mettre en usage on se servirait des deux alèzes de Velpeau fixées aux deux extrémités du lit. Cette extension est difficilement supportée par les petits malades, et il serait périlleux de leur appliquer des appareils plus efficaces.

Quel que soit l'appareil qu'on ait adopté, il pourra être enlevé du 30e au 35e jour, moitié du temps nécessaire à la consolidation d'une semblable fracture chez un adulte. Il ne faut pas croire cependant que le cal soit bien solide à cette époque, et il est encore absolument nécessaire de maintenir au lit le petit malade pendant une quinzaine de jours, si l'on veut éviter des accidents consécutifs.

L'enfant auquel on aura permis prématurément de marcher pourra se faire une fracture itérative avec la plus grande facilité comme l'adulte, ou bien, ce qui n'est pas à craindre chez ce dernier il pourra survenir une courbure de l'os ou une déformation consécutive du cal (Marjolin, Holmes).

Ces préceptes sont d'autant plus importants à connaître qu'il est très-difficile de maintenir les enfants pendant longtemps dans l'immobilité complète qui est pour eux un véritable supplice ; et c'est une des causes qui engage souvent les parents à les laisser marcher trop tôt. On leur conseille bien, il est vrai, de ne pas trop se servir de leur membre blessé, mais aussitôt que les douleurs ont à peu près disparu, que l'appareil a été enlevé, plus rien n'y fait. L'enfant veut se lever, les parents las de résister le laissent aller, et il est ainsi exposé aux accidents dont nous venons de parler.

Aussi, n'hésitons-nous pas à conseiller de remplacer l'appareil définitivement enlevé par un simple bandage, ouaté par exemple, dont l'efficacité est à peu près nulle mais qui sert du moins à persuader l'enfant, et même parfois la famille elle-même, que la guérison est incomplète encore et que des ménagements sont nécessaires. On recommande en même temps l'usage de béquilles, et on ne permet au petit malade de marcher librement que six semaines après qu'il a pu quitter son lit.

Chez les adolescents, c'est-à-dire chez les sujets âgés de 12 à 18 ans il est bien plus difficile d'obtenir une guérison sans raccourcissement du membre.

Qu'on nous permette de citer à l'appui de ce que nous avançons ici l'observation suivante que M. Coyne, interne des hôpitaux, a bien voulu nous communiquer.

Observation IV. — Le nommé Fontaine, âgé de 14 ans, bien développé pour son âge, fut atteint, le 3 octobre 1872, par un éclat de mine qui le fit tomber de telle façon que le genou droit fut pris dans le creux poplité du côté gauche et que la cuisse droite, ainsi violemment fléchie, s'est fracturée au tiers moyen.

A son entrée à l'hôpital, on constate une fracture de cuisse avec un raccourcissement de trois centimètres. Le pied est placé en rotation externe, et la cuisse est considérablement tuméfiée à sa partie moyenne. Il est facile de communiquer au membre des mouvements anormaux dont le centre est à la partie moyenne du fémur. Au même point se trouve le maximum de douleur provoquée, mais la crépitation est difficile à percevoir.

Le malade est placé dans une gouttière pendant deux jours, puis on lui met un appareil plâtré constitué de la façon suivante : On applique d'abord une bottine en plâtre sur laquelle sont fixés les lacs extenseurs et on attend au lendemain. Alors, la réduction étant faite, et les aides faisant l'extension et la contrextension on fixe une large attelle externe en plâtre remontant jusqu'à la crête iliaque; on met également une attelle interne de même largeur formant gouttière en arrière avec la précédente et remontant jusqu'au pli génito-crural. On complète le tout d'un spica plâtré fixant au bassin l'extrémité supérieure des attelles.

Le 10 octobre hydarthrose du genou droit; gonflement modéré au niveau de la fracture.

Vingt jours après on renouvelle l'appareil et on constate alors un raccourcissement d'environ 4 centimètres que l'on corrige aussi exactement que possible.

La consolidation suivit sa marche régulière, et quand le 22 novembre l'appareil fut définitivement enlevé, la jambe malade présentait un raccourcissement de 2 à 3 centimètres : le cal était peu volumineux. Le 2 décembre, le malade était envoyé à Vincennes comme convalescent.

Le traitement des fractures de cuisse chez les adolescents présente les mêmes indications que chez l'adulte, et exige l'emploi des mêmes appareils. Toutefois la consolidation est plus rapide que chez ce dernier, et chez les sujets au-dessous de quinze ans, l'appareil doit être enlevé vers le quarante-cinquième jour environ. On laisse le malade au lit jusqu'au soixantième jour, et on ne lui permet de se lever qu'en lui conseillant de marcher avec des béquilles et avec beaucoup de précautions, car les fractures itératives sont encore beaucoup plus à craindre chez eux que chez les adultes (Gosselin).

Au lieu d'avoir affaire à une fracture de cuisse d'un tout jeune enfant ou d'un adolescent comme dans les cas rapportés ci-dessus, on peut se trouver en face d'une semblable fracture chez un nouveau-né. Or, comme le fait observer M. Guéniot (1) c'est une des fractures les plus fréquentes qu'il soit donné d'observer chez les sujets de cet âge.

Elles peuvent être le résultat d'une chute ou d'un choc direct, mais bien plus souvent elles sont consécutives à des manœuvres obstétricales qu'on a dû exécuter dans un cas de dystocie. C'est ainsi qu'elles peuvent se présenter quand on a dû pratiquer la version, ou bien quand dans une présentation du siége on a exercé sur le pli de l'aîne des tractions trop énergiques ou mal dirigées, soit à l'aide du doigt recourbé en crochet, soit avec une anse de ruban, soit encore au moyen du crochet obstétrical à pointe-mousse. M. Guéniot a vu encore cette fracture se produire sous l'influence de tractions exercées avec le forceps sur l'extrémité pelvienne.

Comme chez l'adulte, la fracture produite dans ces con-

---

(1) *Bulletin de thérapeutique*, 30 janvier 1872.

ditions peut occuper tous les points de la diaphyse de l'os, mais le plus souvent elle siége au niveau du tiers supérieur. Elle est le plus souvent complète, mais le chevauchement est généralement peu prononcé.

Ces fractures présentent tous les caractères des fractures ordinaires, sauf la douleur qui paraît être ici à peu près nulle : circonstance défavorable, car l'enfant n'a pas l'instinct de maintenir son membre immobile et de diminuer ainsi les chances de déplacement.

Quand la fracture siége sur les deux tiers inférieurs de la diaphyse, on maintient les fragments en place à l'aide d'attelles en carton rembourrées d'ouate et entourées de bandes modérément serrées. On a soin de confier l'enfant à une nourrice soigneuse qui évite que l'appareil ne soit trop vite souillé par les déjections. On peut du reste lever le bandage et le renouveler de temps en temps, sans compromettre la consolidation qui se fait avec une grande rapidité ; quinze jours suffisent en moyenne.

Mais il n'en est plus de même si la fracture siége au tiers supérieur du fémur. La réduction se fait toujours facilement, mais la contention présente de grandes difficultés. On n'a que très-peu de prise sur le fragment supérieur. En outre, on a beau varier la forme et l'application des attelles, l'appareil glisse toujours au-dessous du point fracturé par suite des mouvements du petit malade qui n'a de repos qu'après avoir obtenu ce résultat et placé sa cuisse dans une position voisine de celle qu'il avait pendant la vie intra-utérine, c'est-à-dire fortement fléchie sur le bassin.

Cette attitude naturelle à l'enfant avait suggéré à Carrière, cité par M. Bouchut, l'idée de traiter ces fractures en immobilisant la cuisse ainsi fléchie sur l'abdomen au moyen de quelques tours de bandes, après avoir appliqué au membre un petit appareil en carton (1).

De même M. Guéniot eut l'ingénieuse idée d'utiliser ce mouvement instinctif de l'enfant pour maintenir la coaptation des fragments. L'appareil qu'il construisit sur ces données fut présenté à la société de chirurgie en janvier 1872. Il se compose d'une plaque de gutta-perchа un peu épaisse, ramollie à la vapeur et façonnée de manière à former une gouttière qui doit être appliquée sur les deux tiers antérieurs de la circonférence du tronc dans une hauteur d'environ 10 centim. à partir du pubis ; elle est en outre percée d'un trou en son milieu de façon à permettre de surveiller la chute de cordon ombilical. On construit de même une autre petite gouttière ou demi-anneau destiné à entourer les deux tiers supéro-externes du membre fracturé. Ces deux gouttières sont solidement unies l'une à l'autre et forment au pli de l'aîne un angle de 125° ouvert en avant. Cet appareil confectionné sur un patron de papier découpé dont on a pris le modèle sur l'enfant, est moulé ensuite sur les parties qu'il doit recouvrir pour corriger ses imperfections.

Enfin on applique l'appareil sur une couche d'ouate et on fixe la gouttière ventrale sur l'abdomen avec une

(1) Bouchut. Traité des maladies des enfants. — 1873.

bande roulée. Il est inutile de fixer la gouttière crurale suffisamment immobilisée par son union avec la première. L'appareil ainsi posé n'a aucune tendance à se déplacer, et bien qu'il n'exerce aucune pression active sur le membre fracturé, la coaptation est cependant maintenue par une compression suffisante proportionnelle à la flexion de la cuisse, mouvement spontané et instinctif de l'enfant, qui tend sans cesse à se produire. Si par hasard le petit malade étend la jambe, ce qui est rare, la gouttière ne maintient plus la fracture, mais la contraction du triceps qui commande ce mouvement, tend le muscle sur l'angle osseux et ne permet pas une saillie bien grande des fragments.

Si on ajoute à ces avantages, celui de laisser à découvert les parties le plus souvent salies par les déjections et de permettre ainsi de donner facilement les soins de propreté nécessaires, on comprendra les services que peut rendre cet appareil qui a permis à son auteur d'obtenir une guérison rapide, sans difformité et sans raccourcissement.

Malheureusement, nous le répétons, on n'a pas toujours la gutta-percha sous la main, et il faut une certaine habitude pour la bien manier. La présentation de l'appareil précédent à la société de chirurgie, fut l'occasion, pour plusieurs membres de cette savante réunion, d'indiquer les moyens curatifs qu'ils avaient mis à profit dans des circonstances semblables.

Sans parler de l'appareil plâtré de M. Chassaignac qui nous semble être d'une application bien délicate, ni de la petite gouttière Bonnet préconisée par M. Demarquay qui est d'un prix trop élevé, nous dirons quelques mots de deux autres appareils susceptibles de suppléer celui de M. Guéniot dans la pratique ordinaire.

Suivant la pratique de M. Marjolin on peut se servir d'un petit coussin très-doux, piqué en son milieu de haut en bas de façon à former gouttière, et que l'on applique à la partie externe du membre blessé et du tronc ; on met extérieurement une attelle de longueur un peu moindre et on maintient le tout avec des bandelettes de diachylon. Mais comme l'urine peut toujours couler entre l'appareil et la peau et déterminer des érythèmes ou des ulcérations plus ou moins graves, il est bon d'oindre celle-ci d'un corps gras.

M. le professeur Le Fort propose, comme pour les fractures sous-trochantériennes de l'adulte, l'application d'une attelle en T. Cette attelle faite en carton a sa partie transversale fixée sur le bassin au moyen d'une bande, et la partie verticale est fixée sur le membre blessé au moyen de bandelettes de diachylon. Cette attelle doit être, bien entendu, appliquée sur une couche d'ouate pour ne pas léser les téguments.

Qu'il nous soit permis d'oser ici une petite remarque. Ne pourrait-on pas imiter l'appareil de M. Guéniot en substituant le carton à la gutta-percha ? Il nous semble qu'on pourrait, d'après les indications de ce chirurgien, prendre un patron sur l'enfant à l'aide d'une feuille de papier, puis découper sur lui une feuille de carton assez fort que l'on moulerait ensuite sur les parties après l'avoir ramolli avec de l'eau tiède. On donnerait à l'angle de réunion des deux gouttières l'ouverture que l'on jugerait convenable, on le consoliderait même en collant par-dessus une nouvelle feuille de carton, et on laisserait dessécher le tout. Une fois solidifié, l'appareil serait appliqué sur une couche d'ouate comme celui de M. Guéniot et maintenu de la même manière. Nous ne savons si cet appareil serait praticable ni s'il offrirait les mêmes avantages que celui en gutta-percha, mais s'il était possible d'obtenir ainsi une contention satisfaisante, il pourrait du moins être très-facilement construit et avec une substance que l'on rencontre partout et à vil prix.

Nous ne dirons que peu de chose des fractures du corps du fémur qu'on peut observer chez les vieillards. Contrairement à ce qui a lieu chez l'adulte, elles sont, pour des raisons anatomiques sur lesquelles nous n'avons pas à insister ici, beaucoup moins fréquentes chez eux que les fractures du col du même os.

Leur traitement, d'ailleurs, n'offre rien de bien spécial, les appareils dont on peut se servir sont à peu près les mêmes que pour l'adulte. Toutefois, il faut donner la préférence aux simples, appareils contentifs ; l'extension continue ne saurait être supportée par des sujets très-âgés et les dangers qu'elle ferait courir seraient loin d'être compensés par les avantages qu'on pourrait en attendre. Il ne faut jamais chez eux avoir recours au chloroforme pour réduire leur fracture.

La consolidation est lente, mais on ne peut pas toujours

les maintenir au lit au-delà du délai fixé pour les consolidations ordinaires, et on est parfois obligé de les faire lever au risque d'avoir une pseudarthrose parce que leur santé s'altère. On les met dans ce cas dans les meilleures conditions hygiéniques possibles et on se sert d'appareils capables d'atténuer dans une certaine mesure leur infirmité.

Imprimerie A. DERENNE. Mayenne. — Paris, rue Saint-Séverin, 25.

www.ingramcontent.com/pod-product-compliance
Ingram Content Group UK Ltd.
Pitfield, Milton Keynes, MK11 3LW, UK
UKHW020432180726
13839UKWH00003B/1448

9 782329 142470